INSTITUT DE THÉRAPEUTIQUE PHYSIQUE

D'ARGELÈS-DE-BIGORRE (H.-P.)

ÉTABLISSEMENT D'ORTHOPÉDIE D'ARGELÈS

PAR LES

Dʳˢ Henri JUDET et BERGUGNAT

ÉTABLISSEMENT ORTHOPÉDIQUE D'ARGELÈS

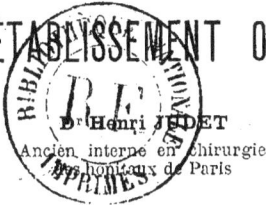

Dr Henri JADET
Ancien interne en chirurgie
des hôpitaux de Paris

Dr BERGUGNAT
Ancien assistant du Dr Calot
à Berck

CHAPITRE Ier

But et méthode de l'orthopédie

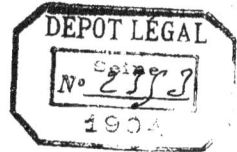

L'*Orthopédie* a pour but l'étude et le traitement des difformités congénitales ou acquises de l'appareil locomoteur, c'est-à-dire de toutes les altérations de forme et de fonction des systèmes osseux, articulaire, musculaire, ligamenteux.

Au début de l'ère de l'antisepsie, cette partie de la chirurgie fut reléguée au second plan et quelque peu délaissée, sous l'influence des étonnants progrès de la chirurgie abdominale qui accapara toute l'attention. Mais, par la force des choses, en raison de la place prépondérante que les difformités occupent dans la pathologie chirurgicale de l'enfance, leur étude devait être remise en honneur.

La découverte de la *radiographie* vint donner une vive impulsion aux travaux sur le système locomoteur : c'était une nouvelle et précieuse méthode qui renforçait l'investigation clinique, et c'était aussi un moyen de contrôle qui permettait d'apprécier les résultats du traitement.

Dans ces quinze dernières années, l'orthopédie a fait des progrès considérables. Des méthodes nouvelles de traitement ont été imaginées; des méthodes anciennes sont justement tombées dans l'oubli.

La question si difficile du traitement de la *luxation congénitale* de la hanche a changé de face : avec Pacci et Lorenz, la thérapeutique conservatrice et le traitement orthopédique l'emportent décidément sur les procédés de la chirurgie sanglante et sur la méthode de Hoffa.

Le traitement des *pieds bots congénitaux* a suivi une évolution identique et les manœuvres de redressement forcé remplacent, dans bien des cas, les opérations sur les os.

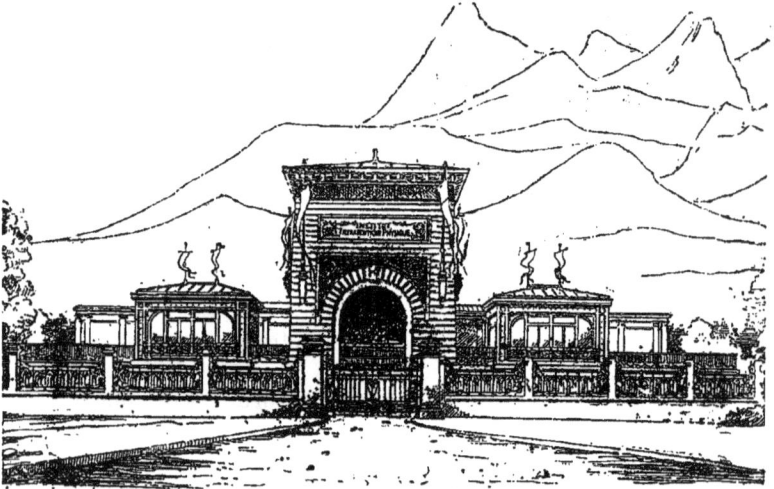

FIG. 1. — VUE EXTÉRIEURE DE L'INSTITUT.

La *coxalgie*, les *tumeurs blanches* mieux comprises ont vu de même leur traitement évoluer vers les méthodes conservatrices, et les résections ont perdu chez l'enfant le terrain qu'elles avaient si indûment occupé. Le pronostic des ostéo-arthrites s'en est trouvé, de ce fait, considérablement amélioré.

Les *arthrites non tuberculeuses*, les raideurs articulaires, les fausses ankyloses consécutives aux fractures ont de même hautement bénéficié de la méthode conservatrice. Les cas de résection sont devenus moins fréquents du jour où on a eu recours aux procédés de mobilisation précoce et à ces ingénieuses machines de mobilisation articulaire qui constituent la partie vraiment solide et sérieuse de la *mécanothérapie*.

Ce qui caractérise l'évolution actuelle de l'orthopédie, c'est donc la *tendance à la thérapeutique conservatrice*. Ce n'est pas dire que la thérapeutique sanglante ait perdu tous ses droits dans le traitement des difformités. Il est des résultats que seules les méthodes de la grande chirurgie peuvent donner; nous dirons plus loin les indications opératoires des coxalgies, pieds bots, etc.

Mais il est certain que, bien souvent, si l'opération sanglante devient indispensable, c'est parce que le traitement orthopédique pur a été mal dirigé ou même n'a pas eu lieu. Toujours est-il, qu'avant de recourir au bistouri qui tranche, le chirurgien orthopédiste a presque toujours fait appel aux manœuvres manuelles qui réduisent, aux appareils qui redressent, aux machines qui mobilisent, au massage, aux mouvements de rééducation, à tous les moyens, en un mot, capables d'arrêter l'évolution de la difformité en respectant le plus possible l'intégrité de l'organe lésé.

*
* *

C'est la complexité des moyens employés en orthopédie qui explique et légitime le groupement dans des établissements spéciaux, des malades atteints de difformité.

Pour ne citer que les plus connus, c'est l'*Institut Hoffa*, à Wurtzbourg, l'*Institut Schülchess*, à Zurich, la *clinique de Lorenz*, à Vienne, l'*Institut des rachitiques*, à Turin, les *Instituts orthopédiques* de Suède, etc.

En *France*, les services de chirurgie infantile de quelques grandes villes, Paris, Lyon, Bordeaux, Nancy, possèdent des installations orthopédiques plus ou moins complètes. A Paris, le titulaire de la chaire de chirurgie infantile le *Professeur Kirmisson* fait chaque semaine une consultation orthopédique spéciale dans son service de l'hôpital des Enfants malades, et une consultation d'appareils à l'Hôtel-Dieu.

On connaît le développement pris par les établissements de Berck (hôpital de l'Assistance publique, Institut du *docteur Calot*). Citons encore le Dispensaire *Furtado-Heine* à Paris, l'Institut orthopédique du docteur *Mencière*, à Reims.

Comment faut-il concevoir l'organisation d'un établissement capable de traiter toutes *les difformités par la méthode de choix : telle est la question que nous désirons examiner devant le lecteur.*

Ce problème s'est posé.à nous, il y a deux ans, lorsque nous avons eu l'occasion de nous occuper de l'organisation d'un établissement orthopédique à Argelès (H.-P.) (1).

Tout de suite, la nécessité de deux organismes fondamentaux s'est imposée à nous.

1° Il fallait d'abord créer une *Maison de Santé de Chirurgie* avec *chambres d'hospitalisation* pour les malades ayant besoin d'être immobilisés dans des appareils et pour ceux ayant à subir des manœuvres de réduction sanglantes ou non sanglantes. Une *salle d'opération* avec toutes les garanties d'asepsie était donc un complément indispensable.

Ainsi comprise, la maison de santé devenait le centre du traitement des *maux de Pott* ayant besoin du décubitus horizontal, des *luxations congénitales* de la hanche, des *ankyloses vicieuses* nécessitant des opérations sur les os, des *déviations rachitiques* nécessitant de même des ostéotomies, des *pieds bots* congénitaux ou acquis ayant besoin d'opérations osseuses et enfin des *ostéo-arthrites* tuberculeuses ou non tuberculeuses réclamant des manœuvres de redressement.

2° Une vaste catégorie de difformités restaient en dehors des moyens d'action de la maison de santé, toutes celles, nombreuses, qui n'ont pas besoin d'être hospitalisées : c'étaient les *scolioses* des adolescents ; c'étaient toutes les difformités relevant des maladies du système nerveux, les *paralysies infantiles*, les *maladies de Little* ; c'étaient enfin ces cas nombreux de raideurs articulaires, d'ankyloses fibreuses qui

---

(1) Un précédent d'une valeur considérable nous permet de croire à la légitimité de cet emplacement. Depuis 1885, un sanatorium pour enfants scrofuleux, issus eux-mêmes de souche tuberculeuse, fonctionne sur les flancs de la montagne de Gez qui domine la ville et la vallée d'Argelès. Cet emplacement avait été choisi, après bien des études et des recherches climatériques faites dans le Plateau Central, les Alpes, les Pyrénées, par une Commission dans laquelle nous relevons les noms de Maurice Raynaud, Woilliez, Bergeron, Barthez, Bucquoy, Désormeaux, Gingeot, avec Ferrand, médecin de l'Hôtel-Dieu, comme rapporteur (Voy. *Communication à l'Académie de médecine*, 15 novembre 1885). Dans un travail récent, Noël Raynaud (*Thèse de Paris*, 1901) a constaté les excellents résultats obtenus dans ce sanatorium peuplé de scrofuleux. De même, Landouzy (Voy. *Presse médicale*, septembre 1900) signale Argelès comme un endroit bien choisi pour le traitement des enfants malingres ou déformés.

succèdent aux *fractures para-articulaires*. Pour toutes ces maladies, les agents physiques, notamment la mécanothérapie, la gymnastique médicale, le massage, l'hydrothérapie et l'électricité sont des moyens de choix.

Ainsi s'imposait la création à côté de la maison de santé de chirurgie orthopédique, d'un *Institut réunissant les agents physiques,* sans compter que ces deux organismes se prêtent un mutuel concours.

Le service de chirurgie est obligé à chaque instant, de recourir aux masseurs, gymnastes médicaux et aux machines de l'Institut, à ses appareils d'électrisation galvano-faradique et surtout à son indispensable installation de *radiographie* et de *radioscopie,* que tout chirurgien orthopédiste vraiment digne de ce nom est obligé d'avoir sous la main à chaque instant.

Nous examinerons successivement l'organisation de l'Institut des agents physiques, puis celle de la Maison de Santé de Chirurgie orthopédique.

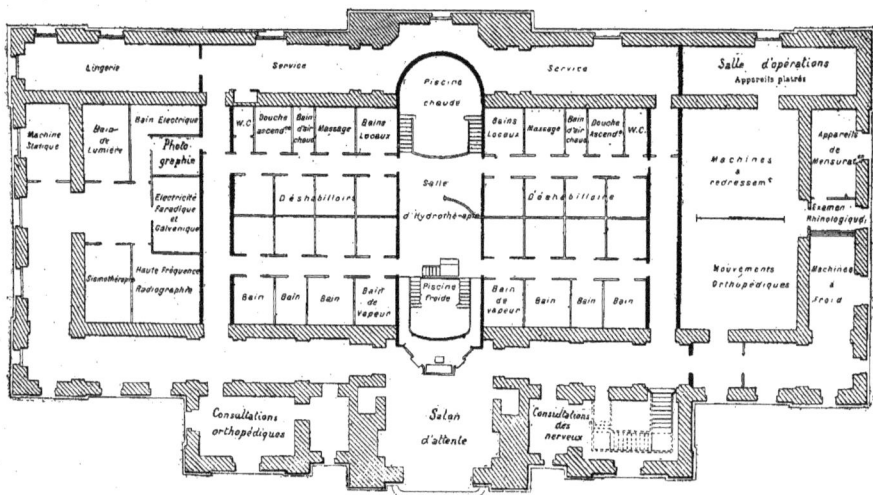

FIG. 2. — DISTRIBUTION GÉNÉRALE DE L'INSTITUT DES AGENTS PHYSIQUES.

CHAPITRE II

INSTITUT DES AGENTS PHYSIQUES

Pour organiser l'Institut, l'un de nous est allé étudier sur place les fonctionnements des Instituts orthopédiques de Stockholm; l'obligeance du *Professeur Wide*, directeur de l'Institut orthopédique de l'État, et de *M. Thorgren*, directeur de l'Institut, lui a permis de se rendre compte de la valeur exacte de la méthode suédoise dans le traitement des difformités. (1) Mais les maîtres suédois nous ont paru trop méconnaître l'effet d'autres agents physiques. Le *Professeur Bergonié* a eu la grande amabilité de nous montrer les ressources que fournit l'électricité, notamment dans le traitement des scolioses. (Voy. plus loin.)

L'INSTITUT DES AGENTS PHYSIQUES, ainsi que l'on peut s'en rendre parfaitement compte sur le plan ci-contre, comprend trois sections distinctes.

Le pavillon situé à droite en entrant, est occupé par la *mécanothérapie* : là, se trouvent réunis en outre des machines articulaires, des appareils spéciaux pour le traitement des déviations vertébrales, des appareils de mensuration, une salle de moulage et d'appareils plâtrés. Le pavillon central comporte une installation très complète d'*hydrothérapie*. Le pavillon de gauche est occupé par l'*électrothérapie* avec salle spéciale pour la *radiographie* et la *radioscopie*.

Pour bien faire comprendre la nature des traitements, prenons pour type de description, une jeune fille atteinte de la difformité la plus courante, une *scoliose*, et suivons-la dans les diverses manœuvres auxquelles elle va être soumise.

(1) Voy. H. Judet. Compte rendu de ce voyage d'étude, *in Revue d'Orthopédie*, du Prof. Kirmisson, juillet 1902.

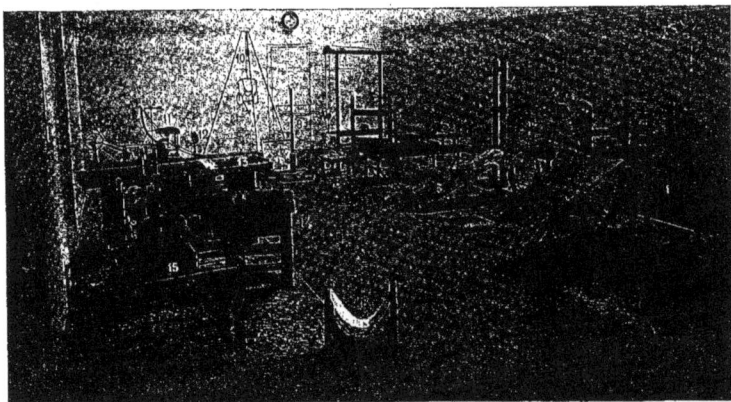

FIG. 3. — LA SALLE DES TRAITEMENTS PAR LA GYMNASTIQUE MÉDICALE.

1. Plan incliné de Zander. — 2. Appareil pour flexion latérale du dos. — 3. Plan incliné avec extension continue de Kirmisson. — 4. Poteau à doubles montants verticaux de Kirmisson. — 5. Lit de repos de Zander. — 6. Rouleau de Lorenz. — 7. Appareil pour inclinaison latérale de bassin. — 8. Tabouret et appareil de Larghiader. — Thoracomètre de Demeny et Kirmisson. — 10. Suspension de Sayre. — 14. Tabouret de détorsion. — 12. Flexion antéro-postérieure du dos. — 13. Plinthe élevée. — 14. Table de détorsion. — 15. Appareil pour mobilisation latérale du bassin. — 16. Tabouret renversé de Kirmisson pour pression latérale.

· En premier lieu, un examen clinique complet est fait dans la salle de mensuration où des appareils, tels que le *scoliosomètre* de Zander, le *rachigraphe* de Demeny-Kirmisson et surtout la *photographie* (voyez plus loin) permettent d'enre-

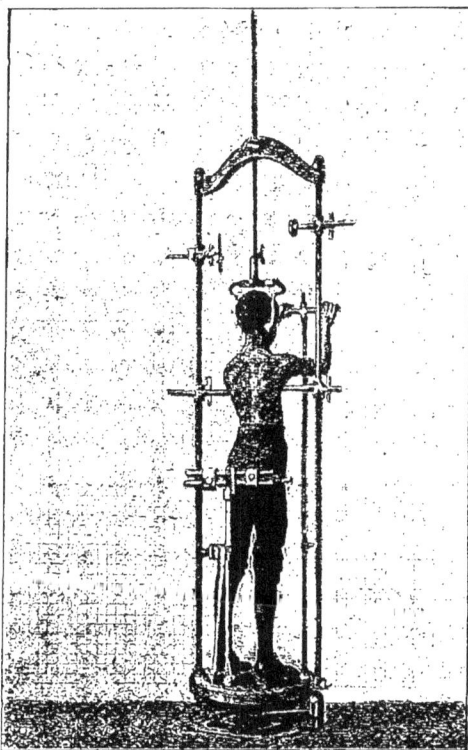

FIG. 4.—Appareil enregistreur des sections verticales du tronc (Zander).

gistrer le degré de la déviation et de la voussure thoracique.

Son diagnostic établi, la malade passe dans la grande salle attenante où a lieu la séance de *gymnastique orthopédique*, sous la direction d'une gymnaste médicale expérimentée. De notre voyage d'étude à Stockholm, nous rapportons cette impression très nette, que la gymnastique médicale bien appliquée est susceptible de corriger ou d'enrayer la plupart des scolioses au premier degré.

Aussi, de la gymnastique médicale appliquée journelle-
ment, nous faisons la base de notre traitement. La séance
dure de trente à quarante minutes avec des intervalles de
repos sur un lit horizontal. Elle est suivie d'une *douche froide*

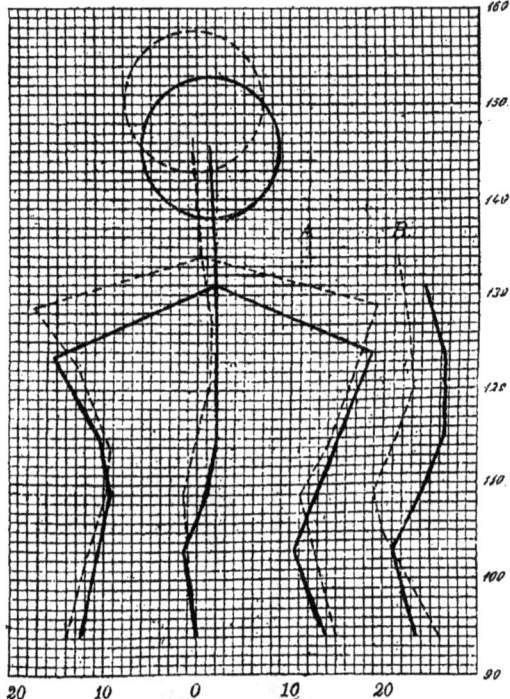

Fig. 5. — Graphique pris avec l'appareil de Zander.
A) Graphique d'une scoliose. — *B)* Graphique d'une cyphose.
Le tracé en pointillé indique le résultat du traitement.
(D'après F. **Lagrange**, *Mouvements méthodiques et Mécanothérapie*)

de courte durée avec percussion au niveau du rachis ; l'eau
froide en jet agit à la fois sur l'état local en excitant la con-
tractilité des muscles du dos et sur l'état général anémique ou
chloro-anémique qui coexiste si fréquemment avec la scoliose.

Enfin, tous les deux jours, la petite malade est conduite
dans la section *d'électrothérapie* où l'on soumet les muscles
du dos à l'électrisation faradique rythmée suivant la méthode
du docteur *Bergonié*. Le savant professeur de physique

biologique de l'Université de Bordeaux a eu la grande obligeance de nous exposer sa technique, avant même qu'il en fît

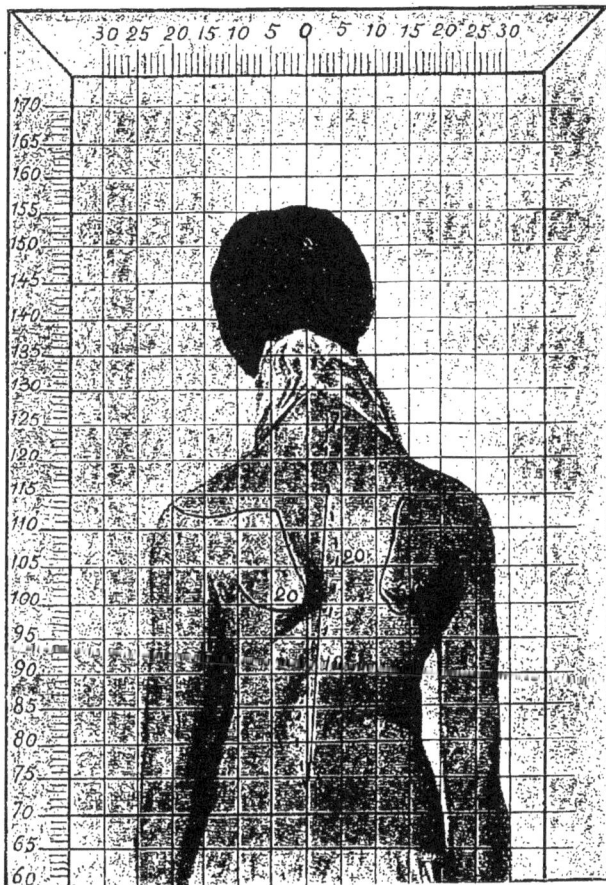

Fig. 6. — Mensuration d'une scoliose, par photographie à travers un gril-
lage en fils métalliques, du dos de l'enfant, sur lequel les arêtes sque-
lettiques ont été au préalable dessinées au crayon dermographique.

l'objet d'une communication scientifique (1); nous tenons à lui
adresser tous nos remerciements.

(1). Voy. *Archives d'Électricité médicale expérimentales et cliniques*
(numéro de nov. 1902).

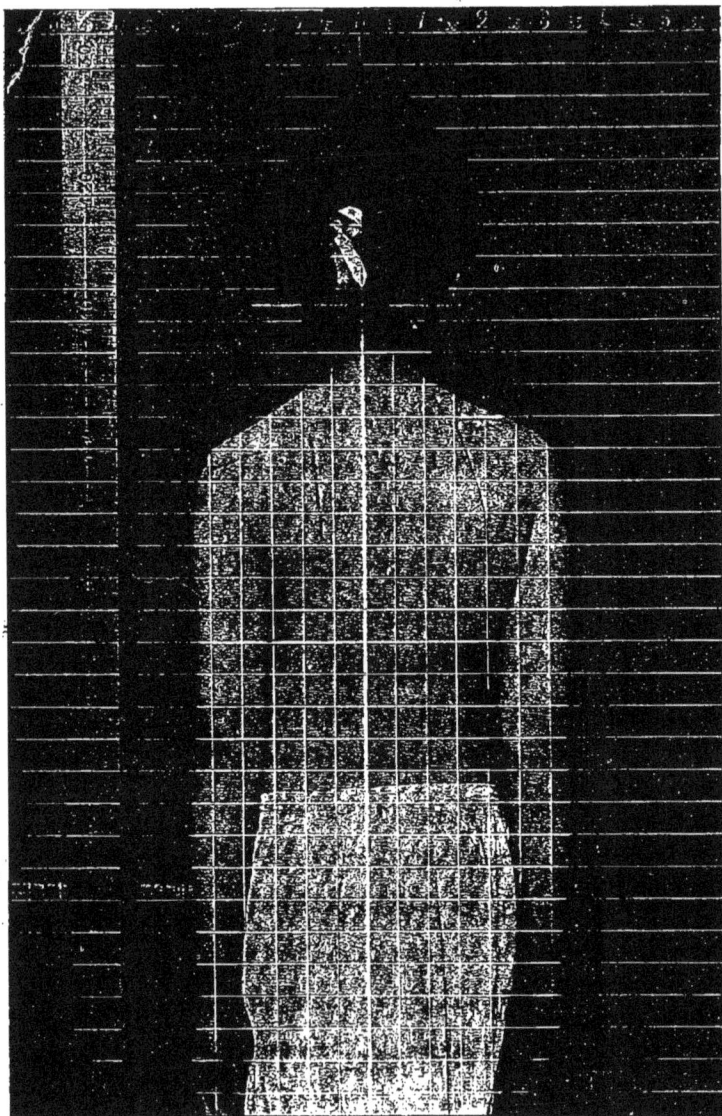

FIG. 7. — PHOTOMENSURATION D'UNE SCOLIOSE PAR LE PROCÉDÉ EN DEUX TEMPS

1° L'épreuve négative est faite à une échelle connue (indiquée par la toise latérale).
2° L'épreuve positive représentée ci-contre est obtenue en plaçant devant la plaque négative
   une plaque de verre réticulée et graduée.

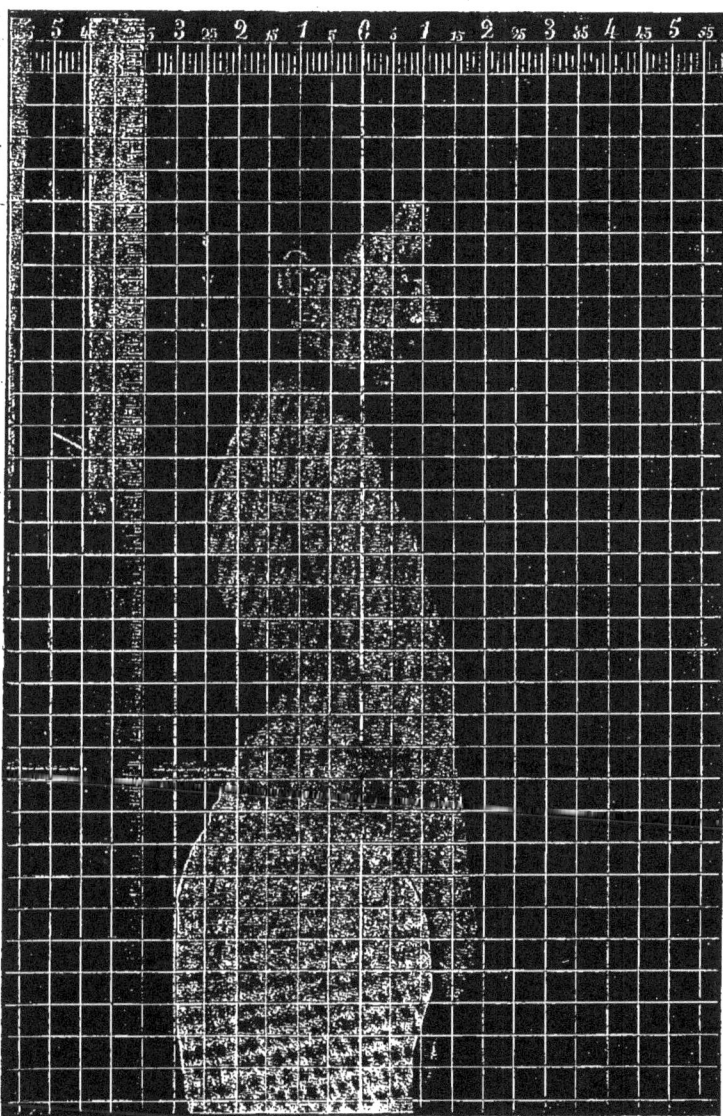

FIG. 8. — PHOTOMENSURATION EN DEUX TEMPS DES DÉVIATIONS ANTÉRO-POSTÉRIEURES
(lordoses et cyphoses).

La tige H est graduée : elle peut se disposer aux différentes hauteurs de la toise verticale.
Dans le cas particulier elle vient s'appuyer sur la région sacrée de la malade. Les
abscisses et les ordonnées de la plaque réticulée, définissent, pour ainsi dire, géométri-
quement le profil de la colonne vertébrale.

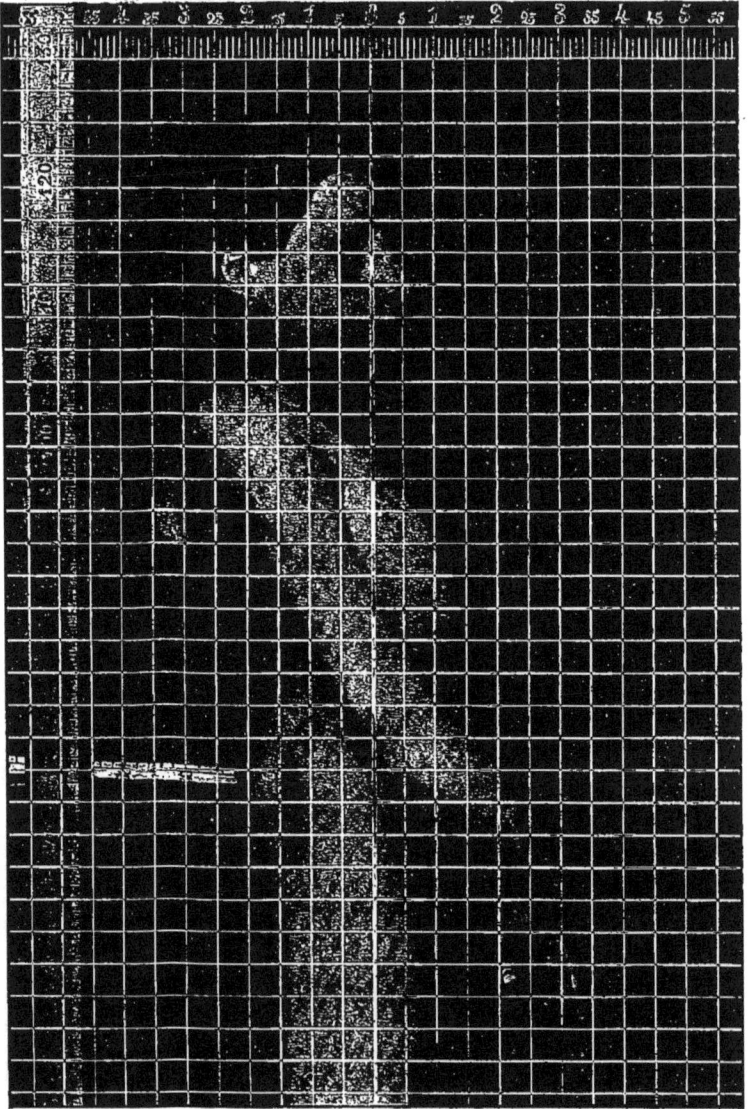

FIG. 9. — PHOTOMENSURATION D'UN MAL DE POTT

Une des lignes verticales du réticule passe tangentiellement à la gibbosité et sert de repère
pour évaluer la *flèche* de l'inflexion vertébrale.

Les corsets orthopédiques sont utiles comme *appareils de soutien*. Nous faisons porter des corsets spéciaux en coutil (corsets de Kirmisson) pour des cas légers et moyens, réservant les corsets-cuirasses en cuir moulé pour les cas graves.

Pour contrôler les résultats, les photographies successives nous paraissent supérieures à tout autre procédé.

Nous avons imaginé de combiner l'emploi de la photographie avec celui de réseaux mensurateurs : il en résulte un véritable procédé de *photomensuration* qui nous permet de savoir exactement quelle est l'influence du traitement institué sur la marche de la déviation (scoliose, mal de Pott) (1).

Il suffit d'examiner les figures 7, 8 et 9 pour se rendre un compte succinct de la méthode.

---

(1) H. Judet. Photomensuration des difformités, *in* Progrès Médical 1904. (Sous presse juin 1904).

CHAPITRE III

MAISON DE SANTÉ DE CHIRURGIE ORTHOPÉDIQUE

LA MAISON DE SANTÉ DE CHIRURGIE ORTHOPÉDIQUE comprend une salle d'opération et huit chambres pour les hospitalisations.

LA SALLE D'OPÉRATION est conçue avec simplicité, tout en permettant de réaliser d'une façon rigoureuse l'asepsie qui, à notre époque, doit présider à toute intervention chirurgicale.

Son sol est en carreaux de faïence émaillée; les murs présentent des angles arrondis et sont revêtus d'un enduit au ripolin; l'éclairage se fait à la fois par le toit et par des fenêtres latérales.

Le mobilier de la salle d'opération comprend :

1° Deux lavabos à eau stérilisée ;

2° Une table d'opération en bois laqué ;

3° Une table à deux étages en verre pour supporter les instruments, pansements, etc. ;

4° Deux pieds-supports pour les cuvettes contenant les solutions antiseptiques.

*
* *

LA SALLE DE STÉRILISATION réalise, croyons-nous, le maximum de sécurité avec un maximum de simplicité. Le principe qui nous a guidé est celui de *tout faire passer à l'autoclave.*

Nous avons adopté un autoclave vertical de 40 centimètres de diamètre; cet autoclave possède deux robinets de purge de l'air, l'un à la partie supérieure sur le couvercle de l'appareil, et l'autre à la partie inférieure. Grâce à ce dernier robinet, nous évitons que l'air (qui est plus lourd que la vapeur d'eau) ne reste dans le fond de l'autoclave. Ce matelas d'air empêcherait la pénétration de la vapeur dans les couches basses des boîtes à stérilisation et pourrait produire des différences de température de 40°. (Voy. Robert et Lescurre : *De l'asepsie*

dans la pratique chirurgicale, page 27. Paris 1903.) Avec cet
autoclave, nous accomplissons une triple besogne.

Dans un `premier temps`, l'autoclave est rempli d'eau qui
est portée à 130° et va ensuite se condenser dans un serpentin
pour être recueillie dans un récipient en cuir martelé. Cette

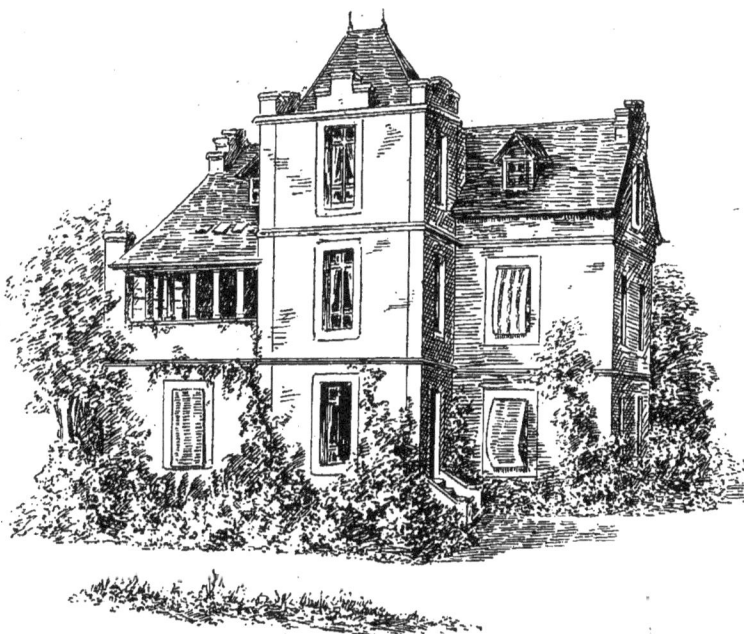

FIG. 10. — LA MAISON DE SANTÉ DE CHIRURGIE ORTHOPÉDIQUE (VILLA D'AZUN)

eau stérilisée est conduite de là, dans le lavabo de la salle
d'opération en passant à travers un *réchauffeur à alcool*
facilement réglable. Elle sert pour les mains et pour tous les
lavages.

Dans un *second temps*, l'autoclave est utilisé pour stériliser
les compresses, champs opératoires, coton, objets de panse-
ment, etc. Tous ces divers objets sont disposés dans un panier
spécial à trois étages.

Une *trompe à eau* non figurée sur le schéma permet d'obtenir
le degré d'asséchement voulu. Cette dessiccation peut être

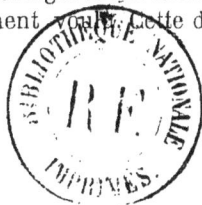

poussée très loin en raison de ce fait, que toutes nos boîtes
présentent deux ouvertures à éclipse se faisant face (l'une
sur le couvercle, l'autre sur le fond) et permettant une
circulation facile de l'air chaud. Avant d'arriver à l'autoclave,
l'air aspiré par la trompe, traverse un flacon rempli de

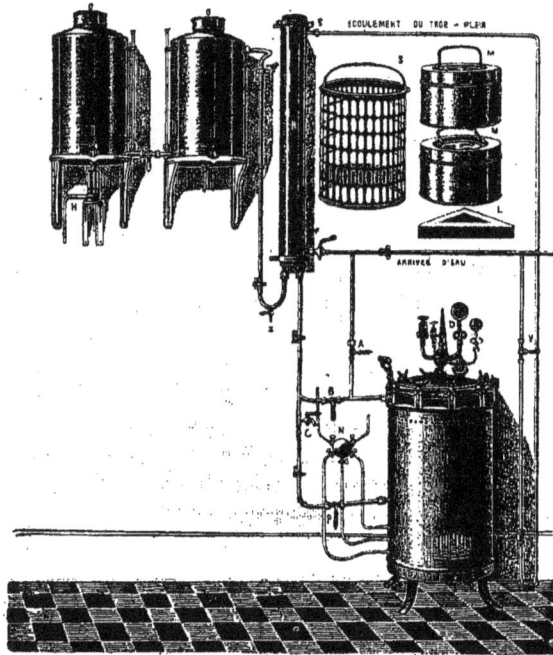

FIG. 11. — Disposition générale des appareils de stérilisation.
Le réchauffeur instantané de l'eau stérilisée n'est pas indiqué sur ce dessin.
(Cette installation a été faite par la maison Bretaudeau, de Paris.)

coton stérilisé, et enfin, un serpentin en métal chauffé au
rouge. Nous échappons ainsi à toute possibilité de contami-
nation des produits autoclavés, par les germes de l'atmosphère.

Dans un *troisième temps* enfin, nous passons à l'autoclave
les instruments (qui doivent être enveloppés dans des
compresses imprégnées de borate de soude), les cuvettes (que
stériliserait mal le flambage classique à l'alcool) les bocaux

contenant les drains, épingles de sûreté, les flacons de sérum, etc... Grâce à cet autoclavage général, nous avons conscience de donner à nos opérés le maximum de sécurité par une asepsie rigoureuse. La chirurgie moderne se doit de supprimer ainsi toutes les causes accessibles d'insuccès.

Les chambres des malades, au nombre de huit, réalisent le type classique de la chambre hygiénique : murs peints au ripolin, angles arrondis, lits métalliques à sommier métallique, ameublement réduit au strict minimum, suppression des rideaux, tentures, tapis.

Cette maison de santé ainsi organisée est destinée à recevoir les malades ayant besoin d'une intervention orthopédique quelconque *(luxation congénitale, pied bot, pied ballant, ankyloses vicieuses, coxalgie, maux de Pott, torticolis, etc.)*

INDICATIONS OPÉRATOIRES. — *La luxation congénitale* a été longtemps considérée, selon le mot de Lannelongue, comme « l'opprobre de la chirurgie ». C'était, on peut le dire, un sujet de découragement sans issue pour les parents et pour le chirurgien. Avec Pacci et Lorenz, la curabilité de la luxation congénitale — c'est-à-dire la disparition de la boiterie — devient possible, soit par réduction anatomique vraie, soit par transposition antérieure de la tête fémorale. La réduction vraie est possible quoi qu'on en ait dit : nous l'avons obtenue plusieurs fois. (Voy. radiographie ci-contre). La transposition antérieure donne des résultats fonctionnels aussi bons, quelquefois même supérieurs.

Nous sommes partisans de commencer le traitement le plus tôt possible, aussitôt que l'enfant ne se salit plus. De trois à sept ans constitue l'âge de prédilection pour les luxations unilatérales, mais on peut espérer réussir bien au-delà de cet âge, jusqu'à dix et même douze ans.

Au-delà de sept ans, nous ne conseillons pas d'entreprendre la réduction des luxations bilatérales. Nous considérons comme indispensable de *vérifier la réduction par la radiographie* à chaque changement d'appareil.

Pieds bots. — Le traitement des pieds bots a suivi la même

évolution que celui de la luxation congénitale : de sanglant,
il est devenu surtout orthopédique.

Chez le nouveau-né et dans les premiers mois de la vie, le
massage forcé donne des résultats vraiment très bons ; sur
les enfants de un à deux ans, ayant marché depuis peu, le
redressement forcé sous chloroforme, avec ou sans ténotomie,

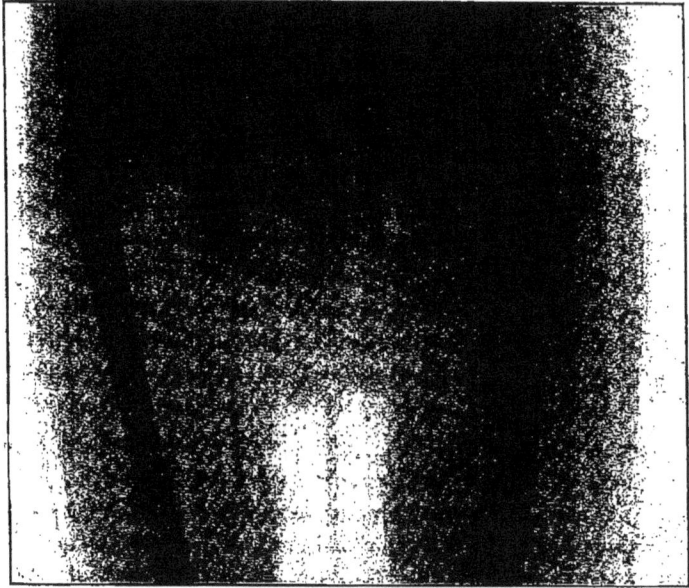

Fig. 12. — Radiographie : Luxation congénitale de la hanche gauche.

reste une puissante méthode. Toutefois, lorsque le pied bot
est ancien, résistant avec enroulement considérable, on sera
autorisé à pratiquer l'opération de Phelps. Les *tarsectomies*
sont indiquées dans les cas extrêmes des adolescents et dans
les pieds bots invétérés, laissés sans soin, des adultes.

Les pieds bots acquis, ceux par exemple que produit si fréquemment la paralysie infantile, réclament plus souvent
un traitement sanglant que les pieds bots congénitaux ; l'*ar-
throdèse* donne d'excellents résultats dans les pieds ballants.

Coxalgie. — Il est extrêmement fréquent de voir la coxalgie aboutir à une attitude vicieuse de la hanche, à l'*inversion* du membre, selon l'expression du professeur Kirmisson.

Le traitement orthopédique, s'il avait été bien dirigé, aurait empêché à coup sûr cette complication. Une fois la mauvaise attitude constituée, on est obligé d'y obvier soit par la réduction simple sous chloroforme, soit par l'*ostéotomie oblique*

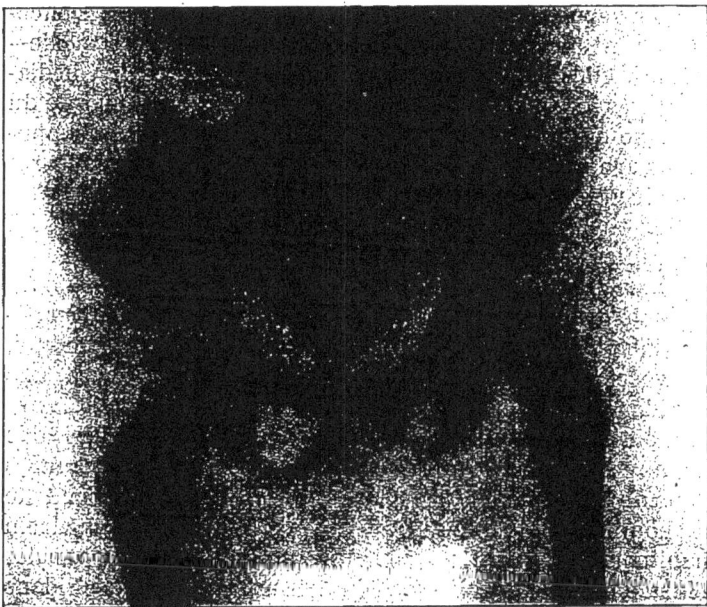

Fɪɢ. 13. — Réduction anatomique vraie, par la méthode de Lorenz, de la luxation congénitale de la hanche gauche représentée à la fig. 12.

sous-trochantérienne, du fémur ou même du col fémoral.

Les conséquences d'un traitement mal dirigé, déjà sérieuses dans la coxalgie, deviennent terribles lorsqu'il s'agit du *mal de Pott* : la gibbosité vertébrale déforme à jamais le malade; l'abcès par congestion met la vie en danger dès qu'il se fistulise et s'infecte secondairement.

Lorsque le traitement est bien compris dès le début, il est possible d'éviter en général des complications si graves. Nous avons exposé à ce sujet dans les *Archives générales de méde-*

cine (1), le résultat de nos observations à la consultation de chirurgie de l'hôpital Trousseau.

*
* *

Toutes les difformités qui font l'objet de l'orthopédie ont pour caractère commun d'être progressives. Une scoliose, un mal de Pott, une coxalgie, une luxation congénitale se traduisent au début par un minimum de désordres. Mais si ces affections sont méconnues, si elles sont abandonnées à elles-mêmes, elles aboutissent vite à des difformités irrémédiables ; très vite, on verra se constituer l'incurable gibbosité du pottique ou du scoliotique, l'ankylose vicieuse ou la suppuration articulaire du coxalgique ; la pseudarthrose définitive et défectueuse de la luxation congénitale...

Et pourtant les pratiques de la chirurgie orthopédique sont puissantes pour empêcher de tels désastres.

Nous ne saurions dire trop haut qu'il est presque toujours possible d'empêcher un pottique de devenir gibbeux, d'empêcher une scoliose d'aboutir à l'effondrement latéral du thorax, d'empêcher une coxalgie d'aboutir à l'ankylose vicieuse, une luxation congénitale à la pseudarthrose défectueuse.....

Point n'est besoin, pour atteindre un résultat si désirable de faire séjourner le malade, pendant des mois et des années dans un établissement d'orthopédie. La guérison dépend de la bonne orientation du traitement au début. Le médecin habituel de l'enfant, ne pouvant que difficilement posséder l'installation adaptée à chaque difformité, doit trouver dans l'organisation d'un Institut tel que celui-ci la garantie d'une thérapeutique irréprochable. Dans la suite, lorsque le malade sera revenu dans sa famille, le médecin traitant devra surveiller, au besoin remplacer les appareils, et sa collaboration devra se continuer jusqu'à complète guérison.

*
* *

Notre idée première était d'utiliser cet établissement d'orthopédie pour la saison d'été, alors que les enfants

---

(1) H. Judet : *Mal de Pott et déambulation*, *in* Archives générales de médecine. (Sous presse, juin 1904.)

déformés sont dirigés naturellement vers la mer ou la montagne. Mais nous nous sommes vite rendu compte que le traitement d'une difformité nécessitait des soins et une surveillance de tous les instants; et, sur nos conseils, l'administration de l'Établissement a décidé d'ouvrir toute l'année. C'est là une condition indispensable pour obtenir des succès thérapeutiques.

Un ancien assistant du Dr Calot (de Berck), le Dr Bergugnat, résidant habituellement dans le pays, était mieux placé que nous pour suivre d'un bout de l'année à l'autre les petits malades atteints de difformités.

Des occupations à Paris nous ont amené ultérieurement à transmettre au Dr Bergugnat la direction exclusive de ce service dont l'organisation et la mise en marche nous avaient vivement intéressé.

—————

Note de l'Administration. — *L'établissement d'orthopédie et la maison de santé sont ouverts toute l'année, afin d'assurer la permanence des traitements. Le docteur Bergugnat, ancien assistant du docteur Calot de Berck, devient seul chirurgien consultant à partir de septembre 1904.*

Nous tenons, avant que sa collaboration prenne fin, à remercier le docteur Judet (de Paris) de la grande part qu'il a prise à l'organisation de notre Institut.

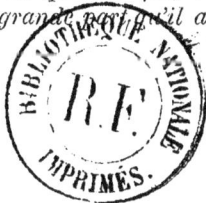

Paris. — Imprimerie C. PARISET, 101, rue de Richelieu.